Détoxification à base de thé

Guide du débutant des antioxydants verts naturelle pour détoxifier votre corps - Augmenter votre énergie et perder du poids (Livre en Français / Tea Detox Diet French Book)

Par Jennifer Louissa

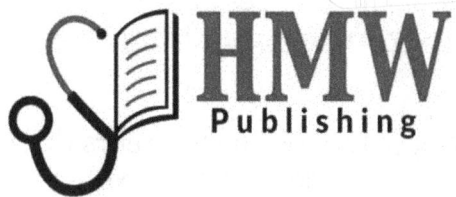

Pour plus de livres visitez :

HMWPublishing.com

Télécharger un autre livre gratuitement

Je tiens à vous remercier d'avoir acheté ce livre et je vous offre un autre livre (tout aussi long et précieux que celui-ci), « 7 erreurs de conditionnement physique que vous ne savez pas que vous faites », totalement gratuit.

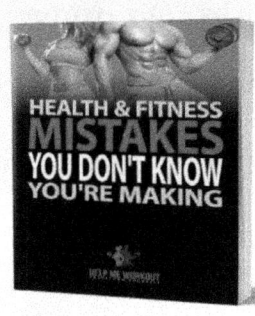

Cliquez sur le lien ci-dessous pour vous inscrire et le recevoir : www.hmwpublishing.com/gift

Dans ce livre, je mentionne 7 erreurs de conditionnement physique les plus courantes auxquels certains d'entre vous commettez probablement, et je vous révèle comment vous pouvez facilement obtenir la meilleure forme de votre vie!

Aussi, vous aurez l'occasion d'obtenir nos nouveaux livres gratuitement et recevoir d'autres courriels électroniques de ma part. Encore une fois, voici le lien pour vous inscrire : www.hmwpublishing.com/gift

Table des matières

Description du livre   **5**
Introduction **7**
Chapitre 1: Que sont les toxines? 10
    Les différentes sources de toxines 13
    Comment les toxines vous affectent-elles ? 18

Chapitre 2 : Détoxification à base de thé 19
    Du vrai thé pour une détoxification? 20
    Renforcer votre système immunitaire 23
    Limiter votre appétit 24
    Aide le corps à la digestion 26
    Que se passe-t-il à l'intérieur de votre corps pendant la détoxification? 27
    Suggestions importantes avant de commencer la détoxification à base de thé 28

Chapitre 3: La vérité sur les sachets de thé 31

Chapitre 4 : meilleurs types de thés pour la détoxification 39

Chapitre 5 : Les avantages de la détoxification à base de thé 44
    Le Thé VERT : 45
    Le Thé NOIR : 46
    Le Thé DARJEELING : 46

Thé En FLEUR: 47
Thé BLANC : 48

Chapitre 6: Brassage de thé 49
Eau 49
Types de théières 50
La température 52
Des lignes directrices 53

Chapitre 7: Classement de vos feuilles de thé 57

Chapitre 8 : Comment choisir le thé approprié pour la détoxification 62
Thé à feuilles entières ou cassées? 62
Quels sont les avantages du thé que vous recherchez? 64

Chapitre 9 : Plan de détoxification 72

Chapitre 10 : Rappels 76

Conclusion 83

Mot de fin 84

À PROPOS DU CO-AUTEUR 86

Description du livre

La salle de gym est bonne jusqu'à ce que vous recommencer l'école ou que votre patron commence à vous donner plus de travail. Vous réalisez qu'il n'y a pas de temps pour cela dans votre routine serrée, et vous ressentez la graisse inutile sur votre corps.

Les plans d'alimentation sont coincés dans votre réfrigérateur et les essayer est très difficile. Manger des légumes et des fruits est amusant jusqu'à ce que vous sentez la léthargie et la faiblesse. Vous sentez que les sautes d'humeur commencent, et encore une fois, vous vous retrouvez à manger de la malbouffe. En lisant ceci, vous apprendrez un moyen facile de perdre du poids et d'éliminer les toxines.

Il n'y a rien de triste que de se sentir démuni et de ne rien pouvoir faire. Ce livre vous emmènera pas à pas et vous éclairera sur une façon incroyable de perdre du poids, et vous serez plus qu'heureux de l'utiliser.

Dans ce livre, on vous parlera de:

- Que sont les toxines et comment elles sont nocives pour votre corps.
- Les problèmes que vous affrontez lorsque vous perdez du poids.
- Comment les toxines peuvent vous nuisez si elles restent dans votre corps.
- Le thé détox est un moyen très simple pour perdre du poids et fixer votre métabolisme.

Introduction

Il est vrai qu'il existe beaucoup de façons que différentes toxines nous affectent, mais l'un des effets les plus connus qu'elles ont est qu'elles nous font engraisser. Beaucoup de ces toxines entrent dans notre système comme ingrédient de certains aliments malsains que nous choisissons de façon flagrante.

Sans aucun doute, la plupart d'entre nous avons déjà traversé la phase où nous choisissons seulement de blâmer les autres et les choses. Avouez-le, beaucoup d'entre nous pensons que blâmer autre chose nous rend plus confortable, mais détrompez-vous. Peu importe qui vous accusez, votre santé ne s'améliorera pas.

Donc, nous passons à votre envie soudaine de finalement mettre les choses au point et la détoxification de thé, ainsi que d'autres options saines, entrent soudainement en scène. Mais qu'est-ce que le thé détox? Est-ce une option viable pour garder l'équilibre ou est-ce que cela ne vous nettoie que de l'intérieur? Laissez-nous approfondir les faits sur le thé détox; vous découvrirez bientôt pourquoi le vieux monde l'a tellement apprécié. Merci encore pour l'achat de ce livre, j'espère que vous allez le profiter et s'il vous plaît n'oubliez pas de nous laisser une critique honnête de ce livre ☺ !

De plus, avant de commencer, je vous recommande de vous inscrire à notre bulletin d'information électronique pour recevoir des mises à jour sur les nouvelles publications ou promotions à venir. Vous pouvez vous inscrire gratuitement, et en prime, vous recevrez un cadeau gratuit. Notre livre "Erreurs de santé et de conditionnement physique que vous ne savez pas que vous faites"! Ce livre a été écrit pour démystifier, exposer les choses à faire et à ne pas faire et enfin vous équiper avec l'information dont vous avez besoin pour obtenir la meilleure forme de votre vie. En raison de la quantité d'informations erronées et des mensonges racontés par les magazines et les «gourous» autoproclamés, il devient de plus en plus difficile d'obtenir des informations fiables pour se mettre en forme. Tout ce dont vous avez besoin pour vous aider a été décomposé dans ce livre pour vous permettre de suivre facilement et d'obtenir immédiatement des résultats pour atteindre vos objectifs de forme physique dans les plus brefs délais.

Encore une fois, pour recevoir un exemplaire gratuit de ce précieux livre, veuillez visiter le lien et vous inscrire maintenant: www.hmwpublishing.com/gift

Chapitre 1: Que sont les toxines?

Nous entendons le mot toxines depuis si longtemps et nous avons appris à ignorer sa véritable signification ou même à ne pas essayer de découvrir ce que cela signifie.

Pour beaucoup, les toxines sont les choses que notre corps sécrète naturellement dans le cadre du nettoyage et de la protection. Cela peut être vrai, mais cela ne répond pas précisément à quelle partie.

Les toxines sont des agents nocifs qui peuvent être environnementaux, biologiques et même autogènes. Cela signifie qu'elles proviennent de l'environnement (l'air, l'eau, la nourriture que nous mangeons, et aussi les produits chimiques que nous utilisons dans notre vie quotidienne) ou des sous-produits de notre corps. Ces choses ne causent rien d'autre que du mal. En bref, elles sont des poisons pour nous. En ce qui concerne les toxines autogènes, ce sont les toxines que nous sommes nés avec qui proviennent des générations de toxines auxquelles notre famille est exposée.

Il est également bon pour vous de savoir que les toxines n'empoisonnent pas seulement votre corps mais elles empoisonnent aussi votre esprit. Comment? Elles se glissent doucement dans votre système; vous ne le sentirez même pas jusqu'à ce qu'il soit déjà trop tard. D'abord, elles affectent votre corps lentement, l'empêchant de bien fonctionner. Cet effet seul peut déjà mener au stress, essayant de trouver un moyen de fonctionner comme il se doit.

Le stress ne vous empêche pas seulement de faire votre travail quotidien et de votre corps de fonctionner régulièrement, mais il gâche également votre modèle habituel, et s'il est laissé sans surveillance, peut conduire à l'épuisement professionnel. Ce qui va vous tuer, ce sont les complications auxquelles il vous expose. Vous voyez, quand une personne est épuisée, son système immunitaire diminue et vous expose à un risque élevé de contracter des maladies. Cette maladie à laquelle vous êtes exposé finira par vous tuer. Je suis certain que personne ne veut que cela leur arrive.

Ces poisons ont également des formes et des sources différentes, atteignant à peu près jusqu'à 600 variations, à quelques exceptions près. Avec une liste de poisons comme celle-ci, vous pouvez, à peu près, dire que presque tout autour de vous contient des toxines. Alors, qu'est-ce que manger a à faire ces toxines?

Regarder notre consommation alimentaire nous aide à réduire les toxines qui entrent ou se produisent dans nos corps. Permettez-moi d'être clair, en regardant ce que nous mangeons ne nous aide pas trop à expulser les poisons de notre système. Quant à la croyance que la sueur aide à les enlever, pas vraiment. Vous pouvez courir toute la journée ou trouver un moyen de transpirer excessivement. Oui, vous allez perdre du poids, mais les toxines seront toujours là.

Les différentes sources de toxines

Air - Les toxines de l'air pénètrent dans la peau et les poumons.

- Tout composé organique brûlant * est déjà une toxine parce qu'elle produit du goudron qui se déplace dans les voies respiratoires et finit par endommager les poumons. Un bon exemple est un goudron de fumée, les séances de yoga, et même des cours de tai-chi.

- L'ammoniac que l'on peut trouver dans l'urine d'animaux qui a été debout pendant des jours ou des cigarettes.

- Produits nettoyants chimiques, en particulier ceux avec des vapeurs fortes comme l'eau de javelle ou l'acide muriatique.

- Les produits chimiques.

- Les fumées provenant des feux d'artifice, des produits à base de produits pétrochimiques, des vernis à ongles, de la laque pour les cheveux, de l'air de la cabine de l'avion, des vapeurs de la circulation, des encres d'imprimantes, etc.

- composé organique - tout composé solide, liquide ou gazeux contenant du carbone dans ses molécules.

- **Eau (non ingérée)** - Les toxines provenant de l'eau pénètrent dans les yeux, la peau et l'air.

- Le chlore, le chloroforme, le sulfure d'hydrogène et le trichloréthylène qui peuvent être absorbés pendant le bain, en particulier avec des douches chaudes qui éliminent les huiles naturelles de notre corps et exposent nos pores.

• Chloramines, trichloramine, trihalométhanes et autres composés d'ammonium (urine, lotion, huile de la peau, flocons de peau sèche) qui peuvent être absorbés en se baignant dans les étangs, les lacs, les rivières et la mer.

Eau (ingérée)

• Fluorure, chlorure, cadmium provenant de l'eau du robinet, de l'eau minérale et de l'eau de puits.

• Aliments, y compris les boissons à base de jus en poudre, de café, de thé ou de fruits et légumes pulvérisés avec des produits chimiques par les producteurs.

• Des additifs, des colorants alimentaires, du glutamate monosodique (MSG), des conservateurs, des arômes artificiels, des édulcorants artificiels et bien d'autres choses que l'on peut trouver dans les aliments achetés en magasin.

Produits chimiques

- Médicaments tels que les antibiotiques.
- Vaccins contenant du mercure ou du thimérosal (mercure organique).
- L'encre de tatouage contient du mercure.
- Remplissages d'amalgame contenant du mercure.
- Shampooing, revitalisant, maquillage, lotion, rince-bouche contenant des conservateurs comme le parabène, le propylparabène, l'éthylparabène, le méthylparabène qui peut déclencher vos cellules cancéreuses. Les sulfates, les conservateurs et les agents moussants qui provoquent des symptômes pseudo-allergiques tels que la difficulté à respirer ou l'urticaire. PEG ou polyéthylène glycol, un épaississant, adoucissant,

ou porteur d'humidité qui réduit l'humidité naturelle de votre peau, vous laissant plus exposé aux bactéries.

Le PEG ou polyéthylène glycol, lorsqu'il est indiqué sur l'étiquette des ingrédients, est généralement suivi par un tas de chiffres comme PEG-40 ou PEG-150. Plus le nombre qui suit l'acronyme PEG est élevé, plus il est sûr, parce que le nombre inférieur signifie qu'il est beaucoup plus facile pour votre peau de l'absorber.

Bon à savoir: Le corps humain est quotidiennement exposé à environ 200 types de produits chimiques organiques en raison de la consommation de nourriture et de ses additifs, de l'utilisation de produits de nettoyage, d'articles de toilette et même de maquillage.

Comment les toxines vous affectent-elles ?

La vérité est qu'il y a beaucoup de produits et de choses que nous utilisons dans notre vie quotidienne qui contiennent des produits chimiques. Ces produits chimiques sont tous potentiellement toxiques, et une fois qu'ils atteignent un certain niveau, c'est quand ils peuvent vous affecter. Comment? Cela dépend du dosage ou de la quantité que nous avons dans notre corps. Ajoutez à cela le fait que nous choisissons d'ignorer ou de ne pas faire attention à leurs effets ultimes parce que nous ne les voyons pas.

Nous, les humains, sommes habitués à reconnaître le mal seulement quand nous pouvons le voir. Jusque-là, tout semble aller pour nous, même si la vérité dit le contraire.

Chapitre 2 : Détoxification à base de thé

Le thé détox, pour beaucoup, est une méthode de boire un thé «régime» et d'éviter tout un tas de groupes alimentaires pour obtenir les «toxines» de leur système qui accélèrent leur amincissement.

Ce n'est pas ainsi que votre détoxification de thé ira bien. En fait, la méthode de thé detox de personne ne devrait pas aller comme ça, parce que c'est dangereux pour la santé. Vous utiliserez des vrais thés et des tisanes à la place. Vous ne forcerez pas votre corps à faire quoi que ce soit. Tout ce que vous allez faire est d'introduire doucement des choses saines dans votre corps et de l'encourager à nettoyer votre système pour qu'il fonctionne bien. Juste pour être clair, nous ne parlons pas d'un régime ou d'un thé qui fait maigrir. Nous parlons des vrais thés et des herbes qui vous apportent des bienfaits pour la santé.

Du vrai thé pour une détoxification?

Ainsi, les tisanes sont connues pour être utilisées pour la détoxification de thé; Il n'y a pas de problème avec ça. Mais les vrais thés? Y at-il une telle chose - détoxification de vrais thés?

Oui, il y a une telle chose. Croyez-moi. Je consommais du vrai thé en sachets, juste parce que je le voulais. Je n'avais pas l'intention de devenir plus mince; Je veux juste diminuer ma consommation de café. J'ai eu cette fixation avec le Earl Grey; c'est une sorte de thé noir.

Après deux semaines, je buvais toujours mon Earl Grey, une tasse ou deux par jour. Ensuite, j'ai remarqué que mon métabolisme est devenu meilleur, comme le mouvement quotidien de l'intestin. Tous mes vêtements étaient rendus confortables. Je dormais mieux, je me sentais plus léger et jamais gonflé. Et ce n'était que deux semaines de consommation de thé noir. Imaginez le faire en utilisant du thé vert.

De plus, si le vrai thé n'est pas pour la détoxification, comment expliquez-vous la vie ridiculement longue des vieux Chinois et des autres Asiatiques qui n'ont rien fait d'autre que boire du thé? Ils boivent du thé le matin, à midi, le soir, pendant et après les repas, le boivent juste pour le plaisir, quand ils sont malades, dans les anniversaires et tout le temps. Le thé est comme de l'eau pour eux, et cela veut dire quelque chose parce qu'ils consomment du vrai thé.

Tout d'abord, vous devez savoir que vous avez des options pour le type de thé que vous voulez utiliser. Les options de thé sont le thé vert, le thé noir, le thé blanc, l'oolong, le rooibos, la menthe poivrée, le Darjeeling, le thé de pissenlit et d'autres thés florissants.

Avec toutes ces options, votre corps se désintoxique naturellement. Ce serait une bonne chose pour vous de savoir que forcer votre corps à aller en mode détoxification est très dangereux, donc c'est hors de question.

Votre détoxification aura lieu naturellement. Cela ne vous empêchera pas de compléter vos activités quotidiennes. Vous n'avez pas besoin de jeûner ou d'avoir complètement faim. Tout ce que vous devez faire est de boire votre thé tous les jours, contrôler votre portion de nourriture, faire un peu d'exercice, et tout va bien aller.

En fait, vous pouvez même boire du thé juste parce que vous voulez le boire. Profitez-en pendant que votre corps guérit et se protège graduellement.

Vous n'avez pas besoin d'attendre une journée entière de travail pour boire votre thé et vous inquiéter d'un grondement d'estomac et de toilettes agaçantes pour le reste de la journée. Cela n'arrivera pas avec ces options de thé classiques.

Renforcer votre système immunitaire

Vous constaterez que quel que soit le type ou la saveur du thé que vous utilisez pour la détoxification, ils sont tous bons pour votre système immunitaire, car ils peuvent le renforcer. Toutes les tisanes classiques contiennent un antioxydant très bénéfique pour votre corps, en particulier le thé noir, blanc et vert.

Limiter votre appétit

Oui, les thés peuvent couper votre appétit. Bien qu'il y ait du thé qui se spécialise naturellement dans cette fonction, il serait bon que vous sachiez que les thés, en général, sont utiles pour couper votre appétit. Avec beaucoup d'antioxydants que vous pouvez trouver dans tous ces thés naturels, la catéchine est l'un des antioxydants qu'il contient. Il encourage votre corps à utiliser votre conservation de graisse supplémentaire, donc, tout est bon pour vous.

Cependant, une autre bonne chose que font les catéchines est l'équilibre de votre glycémie. Il le fait en ralentissant l'élévation de votre taux de sucre dans le sang. Comment?

Vous voyez, pour que le sucre voyage dans notre système, il doit être lié à une cellule sanguine. Une fois qu'il entre dans notre système et atteint un certain niveau élevé, l'insuline dans notre pancréas est déclenchée. L'insuline commence alors à utiliser ces sucres dans notre sang et les convertit en énergie à utiliser ou, si nous avons suffisamment d'énergie, les conserve de sorte que l'insuline puisse facilement les retourner pour une utilisation future une fois que votre énergie sera épuisée.

Tout ce processus est ralenti par les catéchines, et en retour, vous obtenez du sang (sans sucre) qui circule dans votre système tandis que le sucre est maintenu sous contrôle par les catéchines. En buvant du thé, votre seuil d'énergie à utiliser augmente, ce qui encourage votre corps à utiliser ses réserves de graisse. Ensuite, il ralentit la liaison du sucre à votre sang, en maintenant efficacement votre équilibre glycémique et insulinique. Si votre glycémie est équilibrée, votre corps ne demandera pas à votre cerveau de vous signaler de l'approvisionnement supplémentaire.

Aide le corps à la digestion

Les thés aident votre corps parce qu'ils ont ces propriétés anti-inflammatoires qui protègent votre système digestif. Boire le thé chaud aide également à nettoyer votre intestin.

Si vous mettez une nourriture huileuse à l'intérieur du réfrigérateur et que vous voyez l'huile commencer à se solidifier, c'est à peu près ce qui se passe dans votre intestin si vous aimez manger des aliments gras et ensuite boire quelque chose de froid. Ainsi, boire régulièrement du thé chaud nettoie progressivement votre estomac de cette boue, ce qui entraîne une digestion plus douce. De plus, si vous buvez du thé chaud après un repas, il aide à l'absorption beaucoup plus rapidement.

Que se passe-t-il à l'intérieur de votre corps pendant la détoxification?

Eh bien, en dehors d'une meilleure digestion ou de couper votre faim, boire du thé encourage la transpiration. Et non, vous ne transpirez pas parce que votre corps se débarrasse des toxines.

Vous transpirez parce que votre corps essaie de se calmer, de garder tout dans votre corps sans faille. Si vous buvez quelque chose de froid, votre corps va essayer de faire face en faisant plus de chaleur; cependant, si vous buvez quelque chose de chaud, votre corps s'en occupera en régulant la température à l'intérieur de celle-ci, ce qui se traduit souvent par un sentiment de fraîcheur.

Et donc, boire du thé chaud en été n'est pas une si mauvaise idée. Cela explique pourquoi les buveurs de thé se sentent souvent rafraîchis après une tasse de thé chaud, par opposition à boire quelque chose de froid qui les rend plus assoiffés.

Le thé brûle également des calories avec l'aide de la caféine. La caféine encourage votre corps à utiliser plus d'énergie résultant en plus de calories consommées dans le processus.

Suggestions importantes avant de commencer la détoxification à base de thé

Contrairement à la méthode populaire que les gens utilisent pour la détoxification à base de thé, comme le jeûne, notre méthode se concentre sur les méthodes naturelles. Cela a du sens parce que nous utilisons ce que nous appelons de vrais thés ou du thé qui provient de la plante Camellia Sinensis et d'autres herbes qui produisent, non des régimes ou des thés minceur qui sont déjà transformés et ajoutés avec des ingrédients inconnus et étranges.

1. Manger, ne jamais mourir de faim.

Vous n'avez pas besoin d'éviter une chaîne alimentaire. Tout ce dont vous avez besoin est d'éviter les aliments transformés autant que possible. Cela inclut la malbouffe, n'importe quoi avec du MSG ou glutamate monosodique, soda ou viande transformée.

Dans les cas où vous ne pouvez pas éviter ces aliments, assurez-vous de garder votre routine de boire du thé pour aider votre corps à se débarrasser des toxines qu'il a reçu de ces aliments.

Aussi, n'essayez pas de jeûner. Vous n'avez pas besoin de jeûner pour commencer à aider votre corps avec la détoxification. De plus, avoir faim ruinera votre métabolisme encore une fois.

2. **Ne buvez pas votre thé froid.**

Sauf si vous voulez juste le boire sans vous soucier des avantages que le thé chaud peut vous apporter. Vous voyez, le thé qui reste trop longtemps jusqu'à ce qu'il soit froid n'a plus le même goût. De plus, l'eau chaude fait ressortir le meilleur du thé tels que vos antioxydants.

3. **Choisissez bien votre thé**

Choisissez le thé qui vous convient le mieux. Cela peut être la saveur ou les avantages. Celui que vous aimez le plus fonctionne le mieux.

Chapitre 3: La vérité sur les sachets de thé

Ah, une chose dans laquelle les puristes de thé insisteront, c'est que les thés en feuilles sont meilleurs. Là encore, les sachets de thé sont moins chers. En plus, ils vous donnent les mêmes bonnes choses, et la saveur, non?

Pas exactement. Il y a plus que des thés dans les sachets de thé, et souvent, cela ne veut pas dire de bonnes nouvelles.

Chaque fois que vous regardez un film japonais ou chinois, ou un film qui implique la culture de l'Asie de l'Est, à un moment donné, vous les verrez en train de verser une tasse de thé pour un invité. Alors, laissez-moi vous demander quelque chose. Les avez-vous déjà vu tremper un sachet de thé dans la théière pour tremper?

C'est parce qu'au début, le thé est apprécié en faisant bouillir les feuilles - comme des feuilles de plantes complètes et réelles. Ces feuilles gonflent un peu, puis deviennent détrempées et fanées lorsqu'elles sont bouillies. Ce processus simple et apparemment terne signifie beaucoup quand il s'agit de thé.

Tout d'abord parce que le thé est apprécié lorsqu'on fait bouillir les feuilles – en tant que des feuilles pleines de la plante réelle. Ces feuilles gonflent un peu, puis se détrempent et deviennent fanées lorsqu'elle bouent. Ce processus simple et apparemment terne signifie beaucoup quand il s'agit du thé.

Maintenant, imaginez que vous supprimez cette petite phase de gonflement des feuilles de thé à l'intérieur d'un sachet de thé tout en les faisant bouillir. Ha! Ça ne fait rien! - Pas vraiment.

Vous voyez, les fabricants de thé placent leurs thés de qualité supérieure dans une boîte. A l'intérieur, il y a des feuilles détachées, PAS des SACS INDIVIDUELLEMENT ENVELOPPÉS. Et ils appellent cela la prime pour une raison. Ces feuilles de thé dans la boîte sont des feuilles entières, non brisées, non poudrées ou écrasées. Ces canettes vont principalement dans différents magasins de thé, pas dans les supermarchés.

Maintenant, quand vous avez pris toutes les feuilles de thé entières, les avez placées dans leurs belles boîtes, vous êtes parti avec des feuilles cassées et des feuilles en poudre écrasées. Certaines de ces feuilles cassées vont aussi dans de belles boîtes mais sont vendues moins cher que celles à feuilles pleines. La plupart de ces canettes vont au supermarché pour être vendues.

Donc, avec le thé plein de feuilles dans leurs boîtes, il vous reste des feuilles minuscules broyées, de la poussière et du thé en poudre. Ils vont à l'intérieur de petits sachets de thé qui sont ensuite emballés individuellement, placés dans des boîtes, et tout droit ils vont au supermarché.

Une autre méthode permettant aux fabricants de produire du thé de masse (volume élevé, qualité médiocre) consiste à utiliser une machine qui utilise la méthode CTC, pour produire des granulés formés à partir de feuilles de thé. Ces pastilles sont ensuite placées à l'intérieur des sachets de thé, et voilà! Vous avez maintenant votre thé à bas prix. Alors, quel est le problème avec leur emballage? Eh bien, les feuilles de thé ont des tanins. Les tanins donnent au thé les propriétés astringentes et la saveur amère. Certains en contiennent de faibles quantités comme du thé blanc et du thé vert.

Maintenant, quand les feuilles entières sont bouillies, les tanins sont libérés quelques secondes après. Cela donne au thé un léger coup d'arôme et un peu d'amertume, mais tout va bien. Si votre thé à feuilles entières ne vous donne pas ce petit peu d'amertume ou de sensation astringente lors de l'ébullition, cela peut signifier qu'il est de mauvaise qualité. La même histoire vaut pour les feuilles de thé brisées, sauf que les tanins créent un goût un peu plus amer pour le thé.

Quant aux restes de feuilles de thé en poudre, si vous avez accidentellement oublié que vous les trempez, laissez-les un peu plus longtemps, une fois que vous en aurez bu, ne soyez pas surpris si vous obtenez cette amertume médicinale de votre soi-disant ravissante tasse de thé. Parce que ce sont les conséquences du thé écrasé, il a plus de tanins que vous ne le souhaitez et même si vous le trempez soigneusement, vous aurez toujours un goût amer.

Ajoutez à cela le fait que même s'il y a tout un morceau de feuille de thé qui a été accidentellement inclus dans le sachet de thé, les feuilles sont toujours coincées dans ce sachet. Le sachet de thé ne les laissera jamais flotter et obtiendra l'eau dont ils ont besoin pour s'étendre et faire ressortir la véritable odeur et la saveur du thé.

D'autre part, si vous n'êtes pas du genre à vous soucier du goût de votre thé, ou si vous aimez juste son goût amer, alors vous penserez que cela ne devrait poser aucun problème, n'est-ce pas?

Encore une fois, pas vraiment. En effet, en plus de plus de tanins libérés des sachets de thé et moins de saveur, vous obtenez également moins d'avantages.

Les antioxydants et les catéchines que j'ai mentionné dans les chapitres précédents, vous n'allez probablement pas les obtenir de ces sachets de thé. C'est parce qu'une fois qu'une feuille de thé a été écrasée ou cassée, les huiles essentielles qu'elle contient qui aide à créer la saveur et l'odeur, sont perdues. Tout ce qui reste dans ce sachet de thé sont des restes de la gloire pleine saveur de la feuille de thé.

Alors, que faire maintenant? Que faire si vous voulez toujours économiser et vous ne voulez pas conserver de grandes boîtes de thés en feuilles, ou vous voulez juste essayer une saveur?

Eh bien, je vous suggère d'aller pour les entreprises qui produisent des sachets de thé en forme de pyramide. Ils sont un peu plus chers que vos sachets de thé au goût ordinaire, mais cela va vous donner un bon test de goût pour ceux à feuilles pleines dans la boîte.

Les sachets de thé en forme de pyramide ont une plus grande pièce qui permet aux feuilles de nager lorsqu'elles sont trempées dans de l'eau bouillante. Cela permet aux feuilles de se développer et de libérer la saveur. De plus, ils contiennent aussi des feuilles entières ou des feuilles cassées. Mais c'est tout, pas de feuilles broyées ou en poudre.

Chapitre 4 : meilleurs types de thés pour la détoxification

1. **Thé vert, noir et blanc**

Pour le thé vert, noir et blanc, ce que vous devez retenir à leur sujet est l'ingrédient appelé catéchine.

Les catéchines sont des antioxydants. Nous prenons de la vitamine C pour cette raison, nous avons besoin d'antioxydants, et nous n'avons pas d'autre choix que de trouver une source externe pour ce composant particulier parce que le corps ne peut pas le produire seul. Les antioxydants aident à renforcer votre système immunitaire, à vous protéger des maladies courantes et des maladies effrayantes, telles que les maladies cardiovasculaires et le cancer.

Ceci dit, bien sûr, nous voulons tous l'antioxydant et un type de ce que nous appelons les catéchines que l'on trouve dans le thé noir, blanc et vert. Donc, vous buvez du thé comme si c'était un jour ordinaire, sans complication, et vous avez maintenant votre antioxydant. Facile juste comme ça. La bonne chose à propos des catéchines, c'est qu'elles vous protègent non seulement des maladies et qu'elles continuent à vous protéger, mais elles sont aussi responsables de la création de saveurs dans votre thé et d'autres boissons comme le vin.

Maintenant, concentrons-nous sur les catéchines trouvées dans le thé. Qu'est ce que ça fait? Elles vous aide à perdre du poids en augmentant la quantité d'énergie que votre corps peut utiliser par rapport à sa quantité habituelle. De cette façon, tous ceux qui sont assis dans notre corps, attendant d'être utilisés pour toujours, sont finalement convertis en énergie et ensuite mis à profit. Cela entraîne une perte de poids.

2. Thé oolong

Le thé oolong, d'un autre côté, a tellement d'antioxydants et il fonctionne principalement en stimulant votre métabolisme. Donc, si vous avez un problème de digestion, vous pourriez aussi bien choisir le thé oolong pour réguler cela avant de passer à l'amincissement.

3. Thé Rooibos

Pour le thé rooibos, eh bien, si vous êtes entièrement nouveau au thé ou si vous aimez le sucré, vous apprécierez ce thé mieux que les autres. Vous voyez, le rooibos est un peu doux sans que vous ayez à ajouter quoi que ce soit. Vous profitez de la douceur naturelle sans soucis, et vous bénéficiez également des bienfaits de son composant, l'aspalathine. L'aspalathine vous aide à réduire votre faim induite par le stress en réduisant vos hormones de stress.

4. Thé à la menthe poivrée

Le thé à la menthe poivrée est évidemment aromatisé à la menthe poivrée, donc si vous êtes un amoureux de tout ce qui a à voir avec cette saveur spécifique, vous êtes toujours libre de choisir ce thé. La bonne chose à ce sujet est qu'il coupe votre appétit, sans ingrédients supplémentaires à ajouter. Il est naturel. Aussi, il est un peu sucré, c'est donc un régal pour ceux qui réduisent leur consommation de sucre pour rester en bonne santé.

5. Thé de pissenlit

Le thé de pissenlit est un diurétique naturel, ce qui signifie qu'il va encourager votre foie à continuer à traiter l'eau dans votre corps et l'éliminer, y compris les toxines. Si vous souffrez de brûlures d'estomac, alors c'est un excellent traitement naturel pour vous. Il vous aide également à équilibrer votre glycémie.

Chapitre 5 : Les avantages de la détoxification à base de thé

La détoxication à base de thé a été l'une des nombreuses modes récemment, inspirée par des célébrités qui ont beaucoup d'argent.

Encore une fois, de nombreuses études et recherches ont déjà exposé le côté pas si bon de la détoxification. C'est là que thé détox entre en jeu. Il est beaucoup plus facile de rester en bonne santé et équilibré que la détoxification.

Ainsi, le fait que le thé diminue le risque d'AVC, de maladie cardiaque, de diminution de la tension artérielle, d'amélioration de l'humeur et de performance mentale, que fait-il d'autre? Eh bien, comme mentionné plus tôt, ça booste votre énergie. En effet, cela vous évite de prendre du poids supplémentaire et non désiré.

Le Thé VERT :

Habituellement en feuilles emballées ou en poudre, le matcha, un type de thé vert, contient cinq fois plus de L-théanine que le thé vert habituel.

La L-théanine est une composante que l'on peut trouver dans les thés de Camellia Sinensis. Elle aide à la relaxation sans vous rendre somnolent.

- Antibactérien
- Combat le diabète
- Prévient la démence
- Abaisse le taux de cholestérol
- Combat la mauvaise haleine
- Aide à réduire le stress
- Renforce les dents

Le Thé NOIR :

- Le type de thé qui contient des niveaux élevés d'antioxydants. (Assam, Earl Grey, Darjeeling, Keemun, Yunan, Ceylan, Bai Lin)
- Très efficace pour éliminer les toxines de votre corps
- A plus d'antioxydants que tout autre thé, ce qui est essentiel dans la prévention du cancer.

Le Thé DARJEELING :

Ceci est un autre type de thé noir

- Aide à calmer et il apaise votre esprit
- A un antioxydant élevé

Thé En FLEUR:

C'est un thé très beau à regarder et il fleurit en le trempant dans l'eau (pissenlit, coriandre, cardamome, cannelle, jasmin, réglisse, gingembre et sauge).

- Aide votre métabolisme, le fait fonctionner
- Abaisse le cholestérol
- Équilibre les niveaux de sucre dans le sang
- Élimine l'halitose ou la mauvaise haleine
- Renforce et nettoie le tube digestif
- Améliore le système immunitaire
- Aide à réduire le RGO ou le reflux acide
- Calme l'irritation de la muqueuse de votre estomac diurétique

Thé BLANC :

Fabriqué à partir des plus jeunes feuilles de Camellia Sinensis.

- Contient plus d'antioxydants que le thé vert
- A des propriétés anti-vieillissement pour ralentir le processus de la peau ridée
- Vous protège des rayons UV
- Aide les personnes atteintes de diabète d'une soif excessive et d'une augmentation de la sécrétion d'insuline
- Aide à maintenir votre santé reproductive en bon état

Chapitre 6: Brassage de thé

Disons que vous avez déjà choisi votre thé, quelle est la prochaine étape? Vous allez faire votre thé maintenant. Vous savez certainement comment faire bouillir l'eau, et vous pensez que c'est aussi simple que ça. Eh bien, ce pourrait être, si vous ne vous souciez pas de la façon dont votre thé va goûter et si votre style de brassage fera ressortir les meilleurs composants - à moins que vous soyez un sommelier professionnel.

Eau

Meilleure option: Eau de source ou purifiée.

La meilleure eau à utiliser pour le trempage du thé est l'eau purifiée ou de printemps, car elles ne contiennent pas de polluants qui peuvent changer le goût du thé. Si votre eau est riche en minéraux naturels, il y a de fortes chances qu'elle fasse ressortir les meilleures saveurs de votre thé.

Quant à l'eau du robinet bouillie, elle n'est pas non plus une bonne option pour le brassage du thé. Elle pourrait déjà avoir été contaminée par les substances qui circulent dans les conduites d'eau et elle peut modifier positivement le goût du thé.

Types de théières

Savez-vous comment l'eau peut affecter le goût du thé? La même chose peut être dite pour la théière que vous utilisez. Donc, vous n'allez pas simplement dans un magasin de thé et prenez une théière au hasard. Si vous voulez vraiment faire ressortir les meilleures saveurs et les avantages de votre thé, vous devrez le préparer correctement. Cela signifie que l'eau, la durée du brassage, la température de l'eau et le pot devraient être les bons parce que les choses que je viens de mentionner contribuent au résultat du thé.

Donc, pour que vous ayez la théière, vous devez d'abord prendre votre thé ou au moins savoir quel thé vous achetez pour la théière.

Les thés qui ont besoin de températures élevées pour faire ressortir les meilleures saveurs sont mieux associés à des théières qui retiennent bien la chaleur. D'un autre côté, les thés qui doivent être infusés à des températures plus basses ont besoin de théières qui dégagent de la chaleur pour ne pas trop les infuser.

Maintenant, il y a des théières légères, et il y en a qui sont assez lourdes. Ceux qui sont lourdes sont généralement ceux qui sont bonnes pour retenir la chaleur. Donc, vous les achetez si vous choisissez d'avoir du thé noir ou du thé pu-erh (fermenté). D'autre part, le thé qui est plus délicat et qui peut facilement être détruit par le brassage excessif, comme le thé blanc ou vert, a besoin d'une théière qui peut libérer la chaleur. Cela signifie les théières en verre ou en porcelaine est votre meilleure option pour un tel thé.

La température

S'il y a quelque chose que vous devez garder à l'esprit quand il s'agit de faire du thé, ce serait: Chaque type de thé a un niveau de température spécifique nécessaire pour que vous puissiez l'infuser correctement.

Le principe de la taille unique ne s'applique pas à l'eau pour le brassage du thé. Le respect de la température de l'eau correcte pour chaque type de thé vous aidera à faire ressortir sa meilleure saveur et ses bienfaits.

Avec le niveau de température, vient également la durée pendant laquelle le thé doit être trempé. Encore une fois, le principe de la taille unique ne s'applique pas ici. Avant que ce chapitre se termine, je vais vous donner une liste de la température appropriée. Là encore, une fois que vous avez essayé de suivre le bon temps pour votre thé choisi et que vous sentez qu'il est trop faible ou fort pour vous, vous pouvez toujours suivre votre cœur pour obtenir la bonne quantité de saveur que vous voulez. Comme c'est le cas, nous allons commencer à marcher avant de courir, ou vous risquez de gaspiller ces précieuses feuilles de thé.

Des lignes directrices

1. Assurez-vous d'avoir de l'eau purifiée ou de l'eau de source fraîchement prélevée.

2. Préparez aussi les théières et les tasses à thé.

3. Laisser l'eau bouillir doucement dans une bouilloire.

4. Maintenant, versez doucement l'eau chaude dans la théière. Verser de l'eau bouillante dans chaque tasse de thé. C'est pour réchauffer les tasses de sorte que lorsque vous et vos amis ou votre famille commencez à boire le thé, vous profitez de la consistance de la saveur en raison de la température de la tasse.

5. Ajouter les feuilles de thé, en prenant soin de le mesurer en fonction du nombre de personnes qui vont boire le thé.

6. Laisser l'eau refroidir jusqu'à ce qu'elle atteigne la température suggérée pour le thé, puis ajouter les feuilles de thé.

7. Maintenant, souvenez-vous de votre temps de trempage. Cela dépend du thé que vous utilisez. Faites tremper le thé en fonction du temps de trempage correct,

attendez, et chronométrer-le. Vous devriez être aussi précis que possible.

8. Une fois que le thé est correctement trempé, vous pouvez le filtrer ou le transférer dans une autre théière ou le verser directement dans les tasses à thé.

Thé	La mesure	Temps de trempage	Température	Théière
Thé noir	1-2 cuillères à café	2-3 minutes	203 ° F	Porcelaine
	1-2 cuillères à café	3-5 minutes	203 ° F	Porcelaine
Thé vert Chinois Japonais	2 cuillères à café	2-3 minutes	176 ° - 185 ° F	Verre / Porcelaine
	1-2 cuillères à café	3-5 minutes	203 ° F	

Thé oolong	2-3 cuillères à café	2-3 minutes	185 ° - 203 ° F	Porcelaine
	3-2 cuillères à café	3-5 minutes	203 ° F	
Thé Pu-erh	1-2 cuillères à café	3 minutes	212 ° F	Yixing
Tisanes (Thé aux herbes)	1-2 cuillères à café	3 minutes	212 ° F	Verre /Porcelaine
Thé blanc	2-3 cuillères à café	3 minutes	176 ° - 185 ° F	Verre /Porcelaine

Chapitre 7: Classement de vos feuilles de thé

Comment les feuilles de thé se classent-elles? Nous nous basons sur la préparation traditionnelle ou le traitement des feuilles de thé en Chine. Après tout, c'est là que tout a commencé.

Là encore, il serait bon que vous sachiez que les Chinois eux-mêmes comprennent par cœur le bon traitement des feuilles de thé, mais ils n'inscrivent pas le processus en tant que tel. Le classement des feuilles de thé est utilisé dans des pays comme le Sri Lanka ou l'Inde, partout dans le monde sauf en Chine.

Maintenant, pourquoi le classement est-il important? Si vous accordez autant d'importance à votre santé et que vous avez l'intention de donner à votre corps le meilleur thé que votre argent puisse acheter, vous devez avoir une idée du classement du thé. Soit ça, soit vous vous dirigez vers le magasin, achetez vos feuilles de thé entières et vous avez terminé. Cependant, cette méthode ne fonctionne pas pour tout le monde.

Pour ceux qui préfèrent la précision et la valeur de leur argent, voici les catégories pour classer les feuilles:

Taille - Les feuilles de thé sont-elles grandes ou petites? Sont-elles pleines ou cassées? Pour cette catégorie, des petites feuilles pleines sont préférables car cela signifie que des feuilles plus jeunes sont utilisées.

Quel genre de feuilles de thé sont utilisées? Sont-elles faites de feuilles jeunes ou matures? Plus les feuilles sont jeunes, plus le thé est délicat. Si vous voyez des conseils ou des petites feuilles entières, cela signifie que vous pourriez avoir le meilleur bouquet de feuilles de toute la plante.

Thé de Feuille complète

PO (Pekoe Orange)	Est constitué des deux premières feuilles
POF (Pekoe Orange Fleurie)	Fabriqué à partir des morceaux et des deux feuilles principales
POFD (Pekoe Orange Fleurie Dorée)	A plus de morceaux que de FOP
TPOF (Tippy ou Pekoe Orange Fleurie)	A plus de morceaux que de GFOP
TPFPOF (Tippy Plus Fin ou Pekoe Orange Fleurie)	FOP de haute qualité
POFDTPFS (Pekoe Orange Fleurie Dorée Tippy Plus Fin Spécial)	La meilleure qualité de FOP

* Si la note est ajoutée avec '1' à la fin (FOP1 ou STGFOP1), cela signifie que c'est la meilleure qualité dans cette catégorie.

Cassé: Cassé: signifie que les feuilles sont cassées et seront utilisées pour les thés ensachés. Orange: Pas à propos de la saveur du thé. Orange peut suggérer l'association du thé à la Maison d'Orange quand elle est devenue populaire dans l'ouest. Peut également concerner la couleur de la feuille. Une feuille de thé de haute qualité se transforme en une couleur de cuivre lorsqu'elle est complètement oxydée. Pekoe ou Orange Pekoe: Origine incertaine. Utilisé pour décrire la présence de pointes ou de feuilles en herbe trouvées sur le théier. Conseils: Feuilles non ouvertes de la plante. Tippy: Les thés avec la présence de conseils de feuilles plus jeunes sont étiquetés avec le terme "tippy".

Thé de feuilles brisées

POC (Pekoe Orange Cassé)	Constitué des deux principales feuilles brisées
POCF (Pekoe Orange Cassé Fleurie)	Fabriqué à partir des morceaux et des deux principales feuilles brisées
POCD (Pekoe Orange Cassé Doré)	A plus de proportions de morceaux que de FOP, cassé
TPOC (Tippy ou Pekoe Orange Cassé)	A plus de proportions de morceaux que de GBOP, cassé
POCFD (Pekoe Orange Cassé Fleuri Doré)	La meilleure qualité de FBOP

Chapitre 8 : Comment choisir le thé approprié pour la détoxification

Maintenant que vous connaissez le classement, il est temps pour vous de choisir le bon thé. Alors, préférez-vous le thé entier ou le thé cassé?

Thé à feuilles entières ou cassées?

Choisir le thé à feuilles entières signifie que vous avez le thé le plus délicat. Cependant, cela signifie aussi que vous devrez les tremper plus longtemps parce que les feuilles pleines prennent plus de temps à tremper. Elles promettent la vraie saveur du thé mais il sera subtile.

Les saveurs subtiles sont bonnes si vous aimez comment ils vous suggèrent les différentes notes des feuilles de thé. Il vous garde envie de plus sans vous submerger avec la saveur. Si cette description vous semble utile et que vous êtes prêt à vous offrir un excellent thé, alors c'est le meilleur choix pour vous.

Cependant, si vous êtes un amoureux des saveurs audacieuses, vous pourriez vouloir des feuilles de thé brisées. Maintenant, juste parce que les feuilles de thé sont cassées, cela n'indique pas automatiquement que vous avez la qualité la plus basse qui soit. Rappelez-vous, il y a de la poussière dans les sachets de thé pour réclamer l'étiquette «de la plus basse qualité». En ce qui concerne les feuilles de thé cassées, certaines d'entre elles contiennent toujours les conseils qui rendent votre expérience de thé plus douce. En outre, les feuilles de thé brisées sont plus rapides. C'est un excellent choix pour vous si vous n'êtes pas du genre à attendre un peu plus longtemps.

Quels sont les avantages du thé que vous recherchez?

Maintenant que nous avons fini avec les détails techniques, nous procédons à la partie personnelle. Quels sont les avantages du thé que vous recherchez? Voulez-vous maigrir? Voulez-vous garder votre système propre? Avez-vous des problèmes avec votre métabolisme? Voulez-vous éviter le cancer et d'autres maladies mortelles? Voulez-vous rester calme ou concentré? Cela dépend de ce que vous voulez et de ce dont votre corps a besoin. Bien sûr, vous devriez d'abord considérer ce dont votre corps a besoin, et si vous pensez qu'il s'est déjà amélioré ou que vous avez atteint l'état que vous voulez, vous pouvez passer à ce que vous voulez vraiment. Voici une liste qui contient les nombreux avantages de certains des meilleurs thés que vous pouvez utiliser pour le thé détox. Alors que tous les thés favorisent la perte de poids, certains d'entre eux sont plus efficaces. N'hésitez pas à vérifier la liste et obtenir le thé qui vous donne les effets les plus bénéfiques.

THÉ	AVANTAGES
Thé noir	Réduit le risque de l'athérosclérose Réduit les risques dès les calculs rénaux Prévient l'ostéoporose Aide à la perte de poids Aide à guérir les troubles intestinaux Aide à soulager l'asthme Équilibre la pression artérielle Aide à prévenir le cancer Aide à maintenir votre santé bucco-dentaire Se débarrasse des toxines dans le corps Aide à prévenir les maladies cardiaques

Camomille (Tisanes)	Se débarrasse de la diarrhée Aide à soulager l'anxiété Aide à soulager l'enflure de la bouche
Pissenlit (Tisanes)	Aide à soulager les symptômes prémenstruels Possède des propriétés antimicrobiennes Baisse le taux de cholestérol élevé Aide à soulager les problèmes gastro-intestinaux Aide à gérer le diabète Aide à gérer l'hypertension Stimule la fonction du foie et des reins
Ginger (Tisanes)	Se débarrasse des nausées Aide à soulager les nausées matinales Se débarrasse des étourdissements Aide à soulager les douleurs

	menstruelles
Ginseng	Baisse le taux de sucre sanguin élevé
	Équilibre la pression artérielle
	Améliore la fonction mentale
	Guérit la dysfonction érectile
Thé vert	Aide dans la perte de poids
	Stimule votre métabolisme
	Réduit le taux de cholestérol élevé
	Donne la vigilance de mise au point et mentale
	Leucoplasie orale
	Dysplasie cervicale
	Équilibre la pression artérielle
	Prévient l'ostéoporose

Thé oolong	Fournit la vigilance de mise au point et mentale
	Aide à la perte de poids
	Stimule le métabolisme
	Favorise une peau saine
	Aide à garder vos os en santé
	Aide à prévenir le cancer
	Aide à soulager le stress
Peppermint (Tisanes)	Aide à soulager la douleur de l'estomac
	Se débarrasse de ballonnement
	Aide à soulager le stress
	Renforce le système immunitaire
	Aide dans la perte de poids
	Aide à soulager l'asthme
	Empêche halitose ou la mauvaise haleine
	Soulage les douleurs musculaires et

	fatigue
	Aide à soulager la congestion de la poitrine
	Aide dans guérison de la migraine, des nausées et des vomissements
Thé Pu-erh	Apporte la vigilance de mise au point et mentale
	Prévient l'athérosclérose
	Aide dans la perte de poids
	Aide à prévenir le cancer
	Possède des propriétés antivieillissement
	Possède des propriétés antiradiations
	Protège votre santé dentaire
	Protège la muqueuse de l'estomac

Thé blanc	Aide dans la perte de poids
	Possède des propriétés antibactériennes et antivirales
	Aide dans la gestion du diabète
	Contribue à maintenir la santé de la reproduction en bon état
	Aide à prévenir le cancer
	Possède des propriétés antivieillissement
	Réduit le risque de maladies cardio-vasculaires
	Protège la peau contre les rayons UV

Si vous n'aimez pas la détoxification à base de thé avec de vrais thés, bien sûr, vous êtes libre d'en choisir parmi les tisanes. Ne vous détournez pas de vos choix entre les vrais thés et les tisanes. N'optez jamais pour des thés amaigrissants ou des régimes amaigrissants commercialisés car vous ne savez pas quels autres produits chimiques ils contiennent. Ils sont déjà trop traités pour prétendre être naturels. Il existe d'autres tisanes qui sont également bonnes pour le thé, comme le thé au chardon-Marie, le thé au poivre de Cayenne, le thé de bardane, le thé de trèfle rouge, le thé d'hibiscus, le thé à l'ail et le thé de chicorée. En fait, il y a beaucoup de choix pour vous là-bas; ils peuvent être de vrais thés, ou tisanes (à base de plantes), cela dépend simplement des avantages que vous voulez.

Chapitre 9 : Plan de détoxification

Maintenant que nous avons à peu près tout en place, passons à votre plan de détoxification à base de thé. Encore une fois, permettez-moi de vous rappeler que vous ne devriez jamais vous priver de la faim, ce n'est pas une bonne idée. Vous devez éviter ou réduire la consommation de certaines aliments pour que le plan de détoxification prenne effet correctement. Les voici:

- cigarettes ou tabac
- l'alcool
- café
- sucre
- édulcorants artificiels

Réduire la consommation de :

- Les produits laitiers

Vous pouvez également avoir vos vrais thés décaféinés si vous les trouvez un peu trop gras pour vous ou si cela vous empêche de passer une bonne nuit de sommeil.

N'hésitez pas à profiter de :

- Fruits frais
- Amandes non salées crues, noix, macadamias et noix de cajou
- Légumineuses - peuvent être séchées ou en conserve, comme les haricots rouges, les pois chiches, les lentilles
- Viande rouge maigre, poulet (sans la peau).
- Oeufs: de préférence organique
- Huile d'olive (de préférence extra vierge), huile de coco
- Graines: graines de sésame non salées crues, citrouille et tournesol

- Eau: de un à trois litres d'eau par jour
- Poisson: frais, en conserve dans l'eau ou l'huile d'olive

Quelques recettes de thés détox pour vous aider à réussir sont:

- Boisson détox au thé vert
- Thé au pissenlit
- Jus de canneberges fraîches
- Boisson au mélange de fruits
- Smoothie au yogourt, aux fraises et à la banane
- Smoothie au lait et aux cerises
- Smoothie au concombre
- Smoothie au chou frisé et au céleri

Avec toutes les informations ici, vous devriez être en mesure de commencer votre régime de thé détox.

Assurez-vous de les suivre autant que possible. Le thé détox vous aidera à perdre quelques kilos.

Profitez du fait que les magasins de thé sont disponibles près de chez vous. Vous pouvez, à peu près, trouver du thé partout. Vous pouvez même les commander en ligne. S'il y a quelque chose que vous devriez faire maintenant, ce serait de vous réexaminer à vous-même et de découvrir quel thé vous procurera les avantages dont vous avez besoin. Commencez la routine saine dès que vous le pouvez.

Chapitre 10 : Rappels

Maintenant que nous avons atteint la fin du livre, il serait bon de vous laisser quelques rappels d'adieu et des plats à emporter, alors voici:

- En ce qui concerne votre métabolisme, puisque vous êtes sur le point de commencer détoxification à base de thé, vous n'avez pas besoin de vous inquiéter de la façon dont votre métabolisme est ruiné. Vous pouvez commencer à essayer d'autres thés.

- Le thé détox vise également à calmer votre esprit afin que vous puissiez vous concentrer rapidement sur les choses qui nécessitent votre plus grande attention. Il améliore également naturellement votre métabolisme, quel que soit votre âge. Il est vrai que le métabolisme ralentit avec l'âge. En fait, vous pouvez régler le problème du métabolisme avec de l'eau tiède chaque matin, environ 30 minutes après votre réveil. Cependant, l'ajout de thé le rend juste plus amusant, savoureux, les effets sont encore plus rapides.

- Vous pouvez également essayer de faire de la méditation pendant 15 minutes chaque jour. Les avantages de votre consommation de thé, comme une meilleure concentration, seront améliorés en faisant la méditation.

- Lorsque vous mangez, n'hésitez pas à faire de votre mieux pour réduire, sinon éviter complètement, les vinaigrettes. Je comprends, elles rendent les salades meilleures, mais elles ne sont pas très saines comme vous le pensez.

- Les salades contiennent des enzymes qui aident votre digestion. Les enzymes agissent en décomposant les molécules, dans ce cas, vos molécules de graisse. Cela signifie que vous consommez de la nourriture et des boissons qui visent toutes à vous garder en bonne santé et à vous équilibrer. Les effets de ce que vous mangez se complètent, alors ne soyez pas surpris si vous commencez à voir les résultats dans une semaine ou deux. Croyez-moi; le thé est l'une des rares choses qui existent qui montre des résultats rapides.

- Je sais que j'ai déjà mentionné cela plus tôt, mais le répéter juste pour le plaisir de vous le rappeler ne fera pas de mal. Alors, n'oubliez pas de regarder le portionnement de ce que vous mangez. Si vous aimez les chocolats, vous devez en manger un peu, attendre environ 20 minutes et ensuite boire votre thé préféré. De cette façon, le thé s'assure que rien ne colle ou ne reste coincé dans votre tube digestif. La même chose s'applique à tout ce que vous aimez manger.

- Les tisanes ont aussi un temps de trempage, mais en réalité, cela dépend de la saveur que vous voulez de la tisane. Elles ne sont pas aussi sensibles que le vrai thé.

- De plus, ne buvez jamais de thé à jeun. Il peut s'avérer un peu trop dur pour un estomac vide, même si votre thé de choix est destiné à protéger la muqueuse de votre estomac. Rappelez-vous toujours: Mangez d'abord, attendez 20 minutes, puis buvez votre thé. Vous savez, cette règle de 20 minutes n'est pas étrange. Il n'existe pas pour le thé seulement. En fait, c'est comme ça que ça devrait être, même si vous buvez simplement de l'eau à température ambiante. La règle des 20 minutes fait de la magie avec votre métabolisme.

- Ajoutez du citron à votre thé si vous pensez que la saveur est un peu trop audacieuse pour vous. Le citron le fera goûter plus léger, avec un pic. Si vous avez de la cannelle, vous pouvez essayer d'ajouter cela à votre thé au lieu de citron. En plus de découvrir de nouvelles saveurs en les ajoutant à votre thé, vous bénéficiez également des avantages qu'elles offrent.

Il y a des thés qui coupent la faim et les envies. Non seulement vous éviterez de grignoter au milieu de la nuit, mais vous dormirez mieux.

La désintoxication à base de thé ne nettoie pas seulement votre intestin et le reste de votre système, mais il élimine également l'énergie négative autour de vous. Cela vous fait vous sentir plus frais et plus léger. Il améliore naturellement votre humeur et vous rend plus calme. Si vous choisissez le bon type de thé, il peut vous aider à dormir, à vous concentrer ou simplement à vous calmer. Ne vous limitez pas avec seulement un peu d'information. N'hésitez pas à en savoir plus sur les thés.

C'est une telle merveille de découvrir à quel point ces boissons simples sont bénéfiques. Si vous appréciez votre thé dans des sachets de thé, ne jetez pas les sachets de thé après une infusion. Vous pouvez toujours les brasser pour la deuxième fois. Cependant, le thé sera un peu plus faible d'ici là. Encore une fois, c'est votre choix si vous buvez le thé, ou placez simplement le sac usagé dans le congélateur. Ce sachet de thé fait des merveilles pour l'acné. Maintenant, vous voyez comment un excellent thé est? Il vous nettoie de l'intérieur.

Donc, si vous voulez quelque chose de sucré qui n'a pas le goût du thé, mais vous ne faites rien à ce sujet parce que vous vous sentirez bientôt coupable, Ne vous inquiétez plus. Vous pouvez apprécier le chocolat chaud. Il est préférable de l'utiliser lorsqu'il est broyé de manière appropriée. Et vous ne vous sentirez pas coupable parce que c'est à peu près aussi bon que le thé. Il est également emballé avec des antioxydants. N'hésitez pas à en profiter de temps en temps lorsque vous avez envie de café ou d'autre chose que du thé.

Si vous voulez profiter de votre thé froid, trempez-le d'abord dans de l'eau chaude ou tiède. Vous pouvez suivre le guide pour infuser les vrais thés en utilisant la température d'eau recommandée. Une fois convenablement trempé, vous pouvez le transférer dans un verre et le laisser refroidir un peu. Ajoutez de la glace.

Il y a différentes manières et les goûts de chaque thé, et tout ce qui vous convient le mieux est votre choix. Une personne n'est pas limitée à un type de thé. Je suggère seulement que vous abordiez ce qui vous afflige en premier parce que c'est la chose la plus sensée à faire. Quelque chose qui vous afflige n'est pas quelque chose qui peut vous permettre d'attendre, ou vous risquez de l'aggraver. Une fois que vous en avez fini avec tout ce qui vous fait mal, alors vous pouvez essayer les autres saveurs pour le plaisir, pour leurs avantages, ou pour la recherche de saveur.

Conclusion

Plutôt que de vous affamer et de soumettre votre corps à des changements extrêmes, le thé détox vous donne une structure parfaite pour permettre à votre corps de mieux performer et vous donne le changement nécessaire.

Cependant, les avantages ne s'arrêtent pas simplement ici. L'arrangement de remise à zéro de corps améliore votre repos et pour la plupart aide le contrôle du corps lui-même. Entreprendre ce régime alimentaire peut sembler difficile mais ce ne l'est pas! Une fois que vous commencerez à obtenir des résultats, vous vous sentirez beaucoup plus sûr de vous-même!

Mot de fin

Merci encore d'avoir acheté ce livre! J'espère vraiment que ce livre pourra vous aider. La prochaine étape consiste à vous inscrire à notre bulletin d'information par courriel pour recevoir des mises à jour sur les nouvelles publications ou promotions à venir. Vous pouvez vous inscrire gratuitement et en prime, vous recevrez également notre livre "7 erreurs de conditionnement physique que vous ne savez pas que vous faites"! Ce livre de bonus décompose plusieurs des erreurs les plus courantes de fitness et démystifie beaucoup de la complexité et de la science de se mettre en forme. Toutes ces connaissances de la condition physique et de la science dans ce livre vous aidera à démarrer dans la bonne direction! S'il vous plaît, visitez le lien et inscrivez-vous: www.hmwpublishing.com/gift

Enfin, si vous avez aimé ce livre, j'aimerais vous demander une faveur, auriez-vous l'amabilité de laisser un commentaire pour ce livre? Ce serait vivement apprécié!

Merci!

Je vous souhaites bonne chance dans votre parcours.

À PROPOS DU CO-AUTEUR

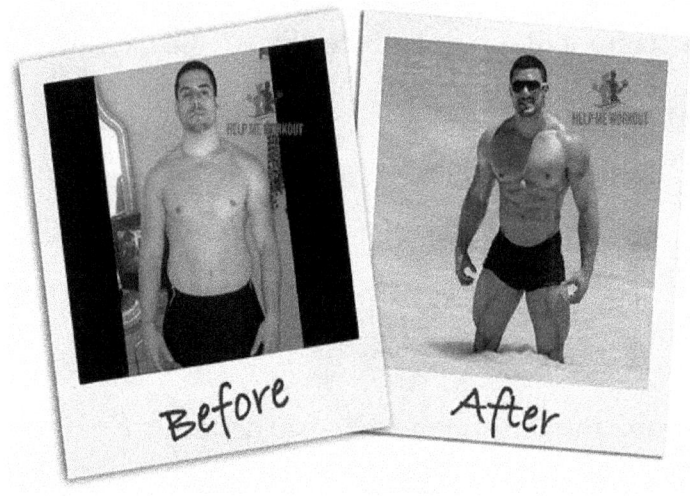

Je m'appelle George Kaplo; Je suis un entraîneur personnel certifié de Montréal, Canada. Je commencerai par dire que je ne suis pas le plus grand gars que vous rencontrerez et cela n'a jamais vraiment été mon objectif. En fait, j'ai commencé à m'entraîner pour surmonter ma plus grande insécurité quand j'étais plus jeune, qui était ma confiance en moi. Cela était dû à ma taille mesurant seulement 5 pieds 5 pouces (168 cm). Vous pouvez être en train de relever certains défis en ce moment, ou vous pouvez simplement vouloir vous mettre en forme.

Personnellement, j'étais toujours intéressé par le monde de la santé et du fitness et je voulais gagner du muscle en raison des nombreuses intimidations dans mon adolescence sur ma taille et mon corps en surpoids. Je me suis dit que je ne pouvais rien faire pour ma taille, mais j'étais sûr de pouvoir faire quelque chose à propos de mon corps. Ce fut le début de mon voyage de transformation. Je n'avais aucune idée par où commencer. Je me sentais inquiet et j'avais parfois peur que les autres se moquent de moi. J'ai toujours souhaité avoir un ami qui était à côté de moi qui était assez bien informé pour m'aider à commencer.

Après beaucoup de travail, d'étude et d'innombrables essais et erreurs, certaines personnes ont commencé à remarquer comment je devenais plus en forme. Cela a amené de nombreux amis et de nouveaux visages à venir me voir et à me demander des conseils. Au début, c'était étrange quand les gens me demandaient de les aider à se mettre en forme. Mais ce qui m'a permis de continuer, c'est quand ils ont commencé à voir des changements dans leur propre corps et m'ont dit que c'était la première fois qu'ils voyaient de vrais résultats! À partir de là, plus de gens venaient à moi, et cela m'a fait réaliser après tant de lectures et d'études dans ce domaine que cela m'a aidé mais m'a aussi permis d'aider les autres. Je suis maintenant un entraîneur personnel certifié et j'ai entraîné de nombreux clients à ce jour qui ont obtenu des résultats incroyables.

Aujourd'hui, mon frère Alex Kaplo et moi possédons cette entreprise d'édition, où nous apportons des auteurs passionnés et experts pour écrire sur des sujets de santé et de fitness. Nous dirigeons également un site de fitness en ligne "HelpMeWorkout.com" et j'aimerais vous connecter en vous invitant à visiter le site Web sur la page suivante et en vous inscrivant (vous recevrez même un livre gratuit). Si vous êtes dans la position où j'étais et que vous voulez des conseils, n'hésitez pas de me demander... Je serai là pour vous aider!

Votre ami et entraîneur,

George Kaplo

Entraîneur personnel certifié

Télécharger un autre livre gratuitement

Je tiens à vous remercier d'avoir acheté ce livre et je vous offre un autre livre (tout aussi long et précieux que celui-ci), « Erreurs de santé et de conditionnement physique que vous ne savez pas que vous faites », totalement gratuit.

Visitez le lien ci-dessous pour vous inscrire et le recevoir :
www.hmwpublishing.com/gift

Dans ce livre, j'explique 7 des erreurs de conditionnement physique les plus courantes, et je vous révèle comment vous pouvez facilement obtenir la meilleure forme de votre vie!

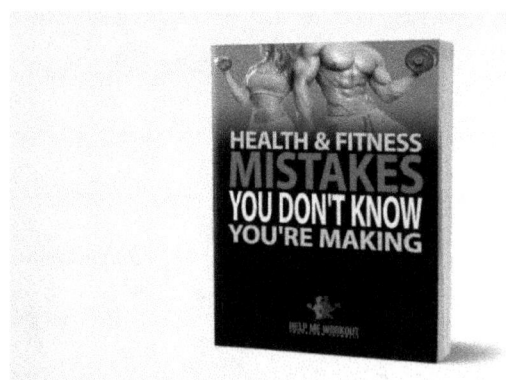

En plus du livre, vous aurez également la possibilité d'obtenir gratuitement nos nouveaux livres et de recevoir d'autres courriels précieux de ma part. Encore une fois, voici le lien pour vous inscrire: **www.hmwpublishing.com/gift**

Droit d'auteur 2017 par HPM Publishing - Tous droits réservés.

Ce document de HMW Publishing appartenant à la société A & G Direct Inc, vise à fournir des informations exactes et fiables sur le sujet et le sujet traités. La publication est vendue avec l'idée que l'éditeur n'est pas obligé de rendre la comptabilité, officiellement autorisée, ou autrement, des services qualifiés. Si un conseil est nécessaire, légal ou professionnel, une personne pratiquée dans la profession doit être commandée. D'une déclaration de principes qui a été acceptée et approuvée à parts égales par un comité de l'American Bar Association et un comité des éditeurs et des associations. En aucun cas, il est légal de reproduire, dupliquer ou transmettre une partie de ce document par des moyens électroniques ou imprimés. L'enregistrement de cette publication est strictement interdit, et tout stockage de ce document n'est pas autorisé, sauf avec l'autorisation écrite de l'éditeur. Tous les droits sont réservés. Les informations fournies ici sont déclarées véridiques et cohérentes, en ce sens que toute responsabilité, en termes d'inattention ou autre, par tout usage ou abus de toute politique, processus, ou instructions contenues dans est la responsabilité solitaire et totale du lecteur destinataire. En aucun cas, aucune responsabilité légale ou reproche ne sera faite à l'éditeur pour toute réparation, dommage ou perte monétaire due aux informations contenues dans ce document, que ce soit directement ou indirectement. Les informations contenues dans le présent document sont uniquement fournies à titre informatif et sont universelles. La présentation de l'information est sans contrat ou tout type d'assurance de garantie. Les marques utilisées sont sans aucun consentement, et la publication de la marque est sans l'autorisation ou le soutien du propriétaire de la marque. Toutes les marques déposées et les marques dans ce livre sont à des fins de clarification seulement et sont la propriété des propriétaires eux-mêmes, non affiliés à ce document.

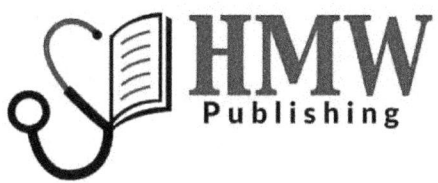

Pour plus de livres visitez :

HMWPublishing.com